DE LA RAGE.

Je viens de parcourir un petit livre récemment publié sous ce titre : *Etudes sur la rage, par le docteur J. Le-cœur*. Le public me saura gré peut-être de lui dire mes impressions sur cette œuvre, ses erreurs et ses dangers.

Je l'ai lu, sans en omettre la première page consacrée à l'énonciation des titres scientifiques, thérapeutiques et hippocratiques de l'auteur, et ce n'est pas sans surprise que j'y ai vu figurer les thèses qu'il a dû soutenir pour obtenir le grade de docteur en médecine. Il ne semblerait pas plus étrange de voir un savant, un véritable auteur, compter au nombre de ses œuvres scientifiques ou littéraires des thèmes latins, des versions grecques, des narrations, des amplifications de rhétorique faites au collége, ou des *thèses* d'élève des Facultés des sciences ou des belles-lettres ; mais cela fait nombre, et l'on peut ainsi faire illusion au public sur son autorité scientifique.

L'auteur commence par nous apprendre qu'avant de livrer à l'impression ses *Etudes sur la rage*, il a soumis son manuscrit à la bienveillante appréciation du premier administrateur du département, comme jadis il dédiait à M. Boscher, préfet du Calvados, ainsi qu'à M. Daniel, recteur de l'Académie de Caen, une œuvre mort-née ; et cette « communication, ajoute-il, résume » le but que je me suis proposé, la pensée dans laquelle » j'ai entrepris mes recherches et aussi mes espérances.

» *Fiat lux.* »

Ce commandement de Dieu à la lumière qu'il crée, emphatiquement répété par l'auteur pour qui, non le désir ou l'espoir d'être utile, mais *une simple communication de son œuvre à M. le préfet résume son but, sa pensée et ses espérances*, semble annoncer qu'il va jeter une grande lumière sur la rage, éclairer les ténèbres du *chaos* et de la nuit dans lesquelles s'enveloppe cette affreuse maladie. Mais il n'en est rien, et son appel à la lumière est si étrangement placé, qu'en le voyant là, nous aussi, nous pouvons répéter les paroles de la Genèse : *Fiat lux*.

Après ces observations viennent une lettre de M. Lecœur à M. Tonnet, préfet du Calvados, dans laquelle on lit *qu'il s'estimerait heureux si les opinions dont il s'est fait l'apôtre finissaient par être adoptées par l'administration*, et la réponse de M. le préfet dont la prudente réserve et peut-être l'improbation polie se sont traduites en ces paroles si pleines de tact et de convenance :

« Je ne puis vous dire, monsieur le docteur, que la
» lecture de vos observations me permettra de modifier
» les dispositions de prudence et de préservation qui
» sont consacrées par un long usage ; il y a là un cas de
» responsabilité très-grave que je ne puis accepter
» qu'avec une grande circonspection, etc. »

Enfin vient une longue préface (1) adressée au lecteur. Certaines personnes ont la manie de parler longtemps avant de raisonner. Si la pauvreté du style en était rachetée par la beauté de la pensée, je supporterais, non sans en souffrir, mais avec patience, ce début de sa préface :

« La question de la rage préoccupe chaque année vive-
» ment tout le monde. » Quelle harmonie ! « *La saison*
» *chaude* (pour l'été) arrive-t-elle, la presse enregistre
» avec un soin scrupuleux tous les faits qui, probants
» ou non, parviennent à sa connaissance. Les arrêtés
» paraissent, on les exécute *plus ou moins rigoureuse-*
» *ment pendant quelque temps, puis bientôt il en est de*
» *cette panique comme de tout ici-bas.* »

Agréable accumulation d'adverbes, tristesse de l'âme exilée ici-bas, mélancolique réflexion bien placée à propos d'une maladie de chiens !

« Après s'en être occupé quelque temps encore, *l'at-*
» *tention* publique s'endort. »

Quelle richesse de style ! quelle harmonie ! *l'attention qui s'est occupé*, quel grammairien !

« J'ai cru de mon devoir de faire quelques recher-
» ches bibliographiques sur la rage, recherches qui
» (heureuse répétition), *le cas échéant*, pussent m'éviter

---

(1) Préface, *de præfari*, parler avant.

» quelques incertitudes *au cas* où le hasard offrirait
» à mes soins quelques sujets atteints de rage.

» Plusieurs des assertions que j'émettrai pourront
» frapper mes lecteurs par leur bizarrerie. *N'obtiendrai-*
» *je* (pour n'obtiendrais-je) en les publiant que le résul-
» tat de *mettre à même, le cas échéant*, d'en contrôler
» l'exactitude, je m'applaudirais encore de l'avoir
» fait. »

Il faut convenir que M. Lecœur aime beaucoup le *cas
échéant*. En voilà trois bien rapprochés ; c'est peut-être
un spécifique antirabique.

Passons à l'examen de l'ouvrage, et sachons gré au
médecin, aux savantes investigations et à l'infatigable
dévouement duquel la matière médicale humaine ne
suffit pas, d'agrandir le cercle des sciences et d'étendre
les études thérapeutiques jusqu'à une maladie spéciale
aux chiens.

L'ouvrage comprend vingt chapitres ; c'est beaucoup
trop, et nous ne porterons pas notre examen sur tous.
*Lecteur, je ne pourrais le faire sans vous donner la ma-
ladie que je traite.*

CHAPITRE Iᵉ.

Rage. — Définition.

L'auteur ne veut pas que le mot *hydrophobie*, peur de
l'eau, soit employé comme synonyme de la rage, parce
que la peur de l'eau n'est qu'un symptôme qui se rencontre dans d'autres maladies. Eh ! mon Dieu, ne sa-
vons-nous pas tous, nous médecins, qu'il y a trois espèces d'hydrophobie différentes de la rage :

1° L'hydrophobie qui consiste en une simple horreur des boissons, que l'on a observée quelquefois dans
la grossesse et qui est liée évidemment à cette condition. Mazar de Cazèle nous en cite un exemple très cu-
rieux. Il a traité, dit-il, une femme qui, dans les quatre premiers mois de sa grossesse, lui a offert une hydrophobie qui commençait aussitôt après la conception.
Malgré la soif qui la dévorait, elle avait une telle horreur pour les boissons qu'elle ne pouvait boire, et que
la vue de l'eau, le seul bruit d'un liquide lui devenaient
insupportables.

— 4 —

2° L'hydrophobie dite symptomatique, qui apparaît comme symptôme dans certaines affections que l'horreur des boissons n'accompagne presque jamais, dans des affections accompagnées de délire, comme la frénésie, les fièvres ataxiques ; dans l'empoisonnement par des substances narcotico-âcres ; dans les phlegmasies des organes digestifs, de l'estomac, de l'œsophage, du pharynx, et dans l'hystérie.

« Il en est, dit M. Lecœur, page 2, de cette hydro- » phobie comme de la phagophobie (peur des fagots). » Il se trompe certainement. Je puis être *fagotphobe* sans être *hydrophobe*.

3° L'hydrophobie rabiforme, que certains auteurs appellent la rage spontanée, qui a pour cause la peur d'avoir été mordu par un animal enragé. Ces trois hydrophobies ne constituent point l'hydrophobie rabique, dite la rage. (Docteur Chomel.)

Qu'est-ce donc que la rage ?

C'est une maladie contagieuse, toujours communiquée à l'homme, mais susceptible de se développer spontanément chez certains animaux. Voilà sa définition et son étiologie. Son nom, le plus ancien et le meilleur assurément est λύσσα. Il fallait franchement copier cela : mieux encore valait vous taire, si vous n'aviez un remède nouveau à donner à la science ; mais, en vérité, après avoir lu Chomel, Rochoux, Marchal, With, Bayle, Méad, Portal, Valmont de Bomare ; Récamier, Dupuytren, Cayol, Magendie, Villermé, Trolliet, Breschet, Busnou, Bricheteau, les observations savantes et concises de ces auteurs, j'ai horriblement souffert lorsque je suis tombé dans *les Etudes sur la rage*, dans ces mauvaises copies, dans ces compilations indigestes qu'il eût du moins été convenable d'avouer.

CHAPITRE II.

Fréquence absolue de la rage.

Tel est le titre de ce chapitre, qui commence ainsi :

« La rage est heureusement une affection *fort rare*. » Pourquoi donc le contre-sens du titre ? *fréquence*. Que signifie le mot *absolue* ?

Le corps du chapitre est aussi vide que le titre. Il se

termine par un passage copié mot pour mot dans Rochoux.

Voici comment s'exprime le *Dictionnaire des Sciences
médicales :*

« Les matériaux ne manquent pas à quiconque veut
» écrire sur la rage, et pourtant le nombre des faits
» bien constatés et d'une importance réelle n'est pas
» aussi considérable que celui des volumes où il faut
» aller les chercher. » (*Dictionnaire des Sciences médicales,* verbo *Hydrophobie,* Rochoux.)

Voici maintenant M. Lecœur :

« Les matériaux ne manquent pas à quiconque veut
» écrire sur la rage, et pourtant le nombre des faits
» bien constatés et d'une importance réelle, n'est pas
» aussi considérable que celui des volumes où il faut
» aller les chercher. »

M. Lecœur a-t-il voulu, en dissimulant ce plagiat
littéral, nous faire croire qu'il a étudié tous ces ouvrages et parcouru tous ces volumes ?

Je ne sais. Il est possible qu'il n'ait point voulu *dissimuler* que ce passage est copié ; j'aime à croire que
sa pensée s'est mal traduite. Quoi qu'il en soit, je puis
dire que le petit traité de Rochoux, amplement compilé, est plus complet que *les Études sur la rage,* et si
cet illustre médecin ne peut nous indiquer un remède
préventif contre cette maladie, il ne propage pas du
moins de funestes et mortelles erreurs.

CHAPITRE III.

Causes de la rage.

D'après tous les auteurs que j'ai cités, la rage recon-
naît toujours pour l'homme une cause seule et unique :
l'inoculation du virus rabique qui réside, à l'exclusion
de toute autre humeur, dans la bave formée par la salive et les mucosités buccales. Quant aux autres causes,
les uns ont cru les trouver tout à la fois dans les cha-
leurs et les sécheresses excessives et dans les froids
rigoureux qui privent les animaux d'une boisson convenable et suffisante. D'autres ont accusé les viandes
putréfiées, les eaux corrompues, la privation des plaisirs vénériens, les passions qui les agitent, les combats
qu'ils livrent et les blessures qu'ils reçoivent au temps

du rut, l'absence de la transpiration cutanée. Cependant aucune de ces causes, ni la réunion de plusieurs d'entre elles, ne peut produire la rage, car il serait facile, en soumettant les animaux à leur action, de la développer artificiellement. Or, on n'a jamais obtenu ce résultat. (Rochoux.)

M. Lecœur a beaucoup compilé cet auteur, mais mal, et pour arriver à une conclusion différente qu'il ne peut formuler, *même en matière cynique*, qu'après un chaste préambule et de pudiques précautions. C'est une femme nue qui a soin de prévenir les hommes de sa nudité ; c'est Galatée qui

> Currit ad salices et se cupit ante videri.
> Cachez, cachez ce sein que je ne saurais voir.

« Qu'on veuille bien me pardonner quelques expres-
» sions trop techniques dont je serai obligé de me ser-
» vir : honni soit qui mal pourrait y penser.

» La science, quelle que soit la technologie dont elle
» use, doit conserver son *auréole de chasteté*; comme
» l'art du peintre ou du statuaire doit conserver la
» sienne *aussi*, quelle que soit la nudité des formes qu'il
» reproduit.

» La rage avait été assez souvent causée chez des
» *chiens de pâtres*, par la masturbation exercée sur eux
» par *ces derniers* (et non par les premiers sur les se-
» conds), acte qui excite au plus haut degré l'appétit
» vénérien chez ces animaux sans qu'ils puissent le sa-
» tisfaire, parce qu'*alors il n'y a pas éjaculation*.

» Les chiennes ne sont *jamais* prises spontanément
» de la rage, parce que l'appétit vénérien est moins
» violent chez elles que chez les mâles.

» *La rage s'engendre donc chez le chien, uniquement*
» *par suite de désir vénérien porté à l'excès et non satis-*
» *fait. Cette cause paraît absolue et exclusive dans la*
» *production de cette maladie.* »

Peut-être M. Lecœur a-t-il eu tort de nous présenter comme un système à lui, comme la création de son génie, un système inventé il y a plus d'un siècle par l'imagination d'un médecin italien, mais universellement répudié dès son origine. Un tort plus grave, parce qu'il est dangereux, est d'avoir exhumé cet absurde système de la tombe où la science et la raison l'avaient

enseveli mort, pour ne renaître qu'à la voix de l'igno-
rance ou de la ridicule manie de faire parler de soi.

La science et l'expérience, la raison et le bon sens le
condamnent. Il n'est pas possible, en effet, dans l'état
actuel de nos connaissances physiques, de dire en quoi
consiste l'hydrophobie rabienne, ni quelles sont les
causes qui la produisent. On la voit bien affecter une
sorte de prédilection pour les parties froides de la zone
tempérée. Alger et Constantinople ne la connaissent
pas. Mais dire qu'elle a sa cause dans l'abstinence des
plaisirs vénériens, dans le défaut d'éjaculation spermatique, c'est commettre une erreur si évidente, que
nous pourrions abandonner à lui-même ce système de
M. Lecœur sur les causes rabiennes et l'effet des éjacu-
lations comprimées.

Pour en démontrer l'absurdité, il nous suffirait de
dire que tous les animaux du genre chien, *les mâles et
les femelles*, sont susceptibles de contracter spontanément la rage ; et cependant, si le chien subit parfois les
entraves de la chaîne et la privation des plaisirs vénériens, cela est rare ; il est presque toujours en liberté.
La chienne est parfois retenue, lorsqu'elle est en saison ; mais M. Lecœur nous dit (ce qui est faux) qu'elle
ne peut contracter la rage ; que, non sujette à la rage
spontanée, elle ne peut en être infectée que par communication.

Quant aux chats, aux renards, aux loups et aux ti-
gres, nulle entrave n'est apportée à leur jouissance et à
leur liberté, et cependant ils éprouvent spontanément
la rage.

La cause de la rage est donc ailleurs que dans le défaut d'éjaculation spermatique et les entraves de la
chaîne. Il n'est donc pas vrai que le principe rabique
soit du sperme de chien, moisi, corrompu par un trop
long séjour dans les organes générateurs et transformé
en virus dans les vaisseaux salivaires qui l'écoulent.—
Est-ce clair ?

Je dois aussi signaler le danger de cette fausse doctrine. Il est certain que les animaux susceptibles de
contracter spontanément la rage peuvent seuls la communiquer ; l'homme atteint d'hydrophobie ne la com-
muniquera jamais : il en devrait être de même de la

morsure de la chienne, de la louve, si la rage ne se produisait point spontanément dans les femelles. Qu'on se garde donc de croire à cette funeste doctrine. Que l'homme mordu par un animal enragé ne se préoccupe point de son sexe, et qu'il emploie immédiatement les moyens que nous indiquerons. Il y va de sa vie.

À l'appui de mon opinion, je vais rappeler comment *les Études sur la rage* ont été appréciées dans notre journal de médecine (mai 1856, 5ᵉ cahier, page 199).

« Certains médecins ont donné carrière à leur imagination en nous montrant le sperme comprimé dans l'appareil génital du chien, et se transformant en virus rabique dès qu'il a pu s'échapper et traverser l'appareil salivaire. On sait en effet que quelques physiologistes attribuent le développement de la rage spontanée qui s'observe uniquement dans les espèces canines et félines, aux désirs vénériens non satisfaits. Ils veulent que le chien puise dans la chasteté que lui impose souvent la servitude, le privilége de cette terrible maladie qu'il transmet ensuite à son maître, comme une juste punition du supplice auquel celui-ci l'a condamné. Ils affirment, très sérieusement, que la rage spontanée ne se déclare que chez le chien mâle que de malheureuses circonstances ont tenu séparé de sa femelle, et que le véritable moyen de prévenir cette terrible maladie serait, non de détruire les chiens errants et vagabonds, mais de permettre la promiscuité des sexes, et de leur donner la liberté. Ce système est développé avec une foi sincère par M. Lecœur. Ce médecin, s'appuyant sur des *expériences qui ne lui sont pas personnelles*, adopte les idées que nous venons d'énoncer sur les causes de l'hydrophobie rabique, et demande qu'on cesse de tenir les chiens en laisse, de les museler, et même de les assommer, affirmant que c'est la contrainte dans laquelle nous les forçons de vivre, qui donne naissance chez eux à la plus horrible des maladies.

» Qu'on les traite avec douceur, qu'on leur donne la clef des champs, afin qu'ils puissent sans obstacle convoler, quand il leur plaît, à de faciles amours, et la rage spontanée, la seule qui puisse se transmettre par l'inoculation, ne s'observera plus dans l'espèce canine. L'auteur ne nous dit rien des loups, sur lesquels l'homme n'a point encore étendu, son pouvoir tyrannique, et des chats, qui bravent dans les gouttières ses prohibitions du plus impérieux des besoins, bien que les uns et les autres soient souvent atteints de la rage spontanée. »

« Nous avons lu le livre de M. Lecœur avec une grande attention : mais nous avouons, dans toute la sincérité de notre âme, que son livre nous a laissé froid et incrédule à l'égard de ses théories, et sans pitié pour les chiens hargneux et vagabonds. »

« Vous mettez bien, dit M. Lecœur, le chien dans l'impossibilité de mordre, *mais tout le monde sait qu'il n'est pas dans sa nature de mordre.*

» Nous en demandons pardon à l'auteur, mais il suffit de regarder les terribles rangées de dents qui ornent la mâchoire du chien, pour rester convaincu qu'il est dans la nature de cet animal de mordre. L'expérience de tous les jours ne prouve que trop qu'il suit admirablement ses instincts ; l'éducation seule adoucit ses mœurs, mais combien de chiens mal éduqués ? Et franchement, on ne saurait en vouloir à la police de se substituer au propriétaire du chien pour exercer des droits qu'on pourrait appeler naturels, quand celui-ci les néglige ou les oublie. M. Lecœur nous apprend, avec une sincérité qui l'honore, qu'il n'a jamais observé la rage dans sa pratique. Nous en aurions été convaincu, quand même il n'eût pas pris soin de le déclarer.

» M. Lecœur invoque la loi *Grammont* contre les agents qui jettent les chiens vagabonds à la rivière, et il craint qu'après avoir versé le sang des chiens, le peuple ne soit porté à verser le sang des hommes.

» Tout cela n'est vraiment pas sérieux, et on regrette de le voir s'arrêter à des objections si puériles. La loi Grammont défend de faire souffrir les animaux sans nécessité, mais on ne s'est jamais opposé à ce qu'on les fasse périr lorsque les besoins de l'homme ou sa sûreté l'exigent. S'il en était autrement, il faudrait l'afficher dans les abattoirs et proscrire la corporation des bouchers. M. Lecœur admet, avec un auteur italien, que la rage spontanée ne se développe jamais que sur les mâles. Il s'appuie sur *quelques faits seulement* pour établir un point de cette gravité. Mais qu'importe pour cet auteur ! Il s'agit de prouver qu'il y a entré la rage et les appétits vénériens contrariés un trait d'union, et on ne se montrera pas difficile.

» Mais M. Lecœur va beaucoup plus loin : *il affirme* que la *rage spontanée* est seule dangereuse et susceptible de se transmettre par inoculation. Or ce médecin a oublié les faits et les expériences qui ont servi de base aux connaissances que la science possède sur l'hydrophobie rabique. La rage n'a-t-elle pas été inoculée mille fois d'un chien à un autre, et ce dernier ne l'a-t-il pas transmise à d'autres individus chez lesquels elle s'est montrée également contagieuse? etc., etc.

» Proclamer que la rage n'est contagieuse que quand elle est spontanée, c'est aller contre les faits, contre l'évidence, c'est répandre une doctrine funeste.... Détourner l'autorité de l'exécution des sages mesures qu'elle paraît enfin vouloir prendre pour détruire le chien inutile et rendre l'hydrophobie moins commune, n'est pas lui prêter le secours que l'on doit attendre d'un homme éclairé. »

Voilà l'état de la science aujourd'hui.

Cependant, s'il restait quelque doute sur une matière aussi grave, si notre proposition pouvait ne point paraître ridicule, nous prierions l'administration à laquelle M. Lecœur a demandé des réformes dans l'intérêt des chiens qu'il veut protéger contre la muselière, la chaîne et les boulettes empoisonnées, de faire l'essai de ses doctrines et de prendre un arrêté provisoire que nous formulerions ainsi :

Art. 1er. Tous les chiens mâles du Calvados seront déclarés par le propriétaire à la mairie de chaque commune dans le délai d'un mois.

Art. 2. Tous les chiens mâles seront castrés, dans la quinzaine de la déclaration, par un médecin vétérinaire à ce préposé.

Art. 3. Les chiennes destinées à la reproduction seront conduites par leurs maîtres et retenues, jusqu'à fécondation, dans un établissement public dit *haras de chiens*.

Art. 4. Il sera créé, à cet effet, dans le délai d'un mois, en la ville de Caen, *un chenil monumental*.

Art. 5. Il sera gravé en lettres d'or, sur le frontispice de l'établissement, une inscription ainsi conçue :

A M. Lecœur, la gent canine reconnaissante.

Art. 6. Il est défendu de tuer les chiennes atteintes de la rage, sous les peines édictées par la loi du 9 juillet 1850, qui punit les mauvais traitements contre les animaux.

CHAPITRE IV.

Ce chapitre commence ainsi :

« Etant admis que la rage *spontanée* est exclusive au chat et au chien, elle ne se développe jamais, chez aucun autre animal, que par suite d'*inoculation* d'un virus. »

Il est par trop naïf d'écrire que si le chien est *seul* susceptible d'éprouver *spontanément* la rage, les autres animaux ne l'éprouvent pas spontanément, mais après inoculation ; cette naïveté n'est peut-être qu'une niaiserie de style.

Pourquoi n'avoir pas copié mot à mot ? Rochoux avait mieux dit, en parlant français : « Cet animal et tous ceux du genre *canis* et *felis*, le loup, les renards et le chat, sont sujets à la rage spontanée, c'est-à-dire développée sans inoculation antécédente, tandis que les autres quadrupèdes et les oiseaux ne la contractent jamais que par cette voie. Tous ensuite ne sont pas capables de la transmettre.

« Ainsi, les oiseaux, les volailles, qui ont peu de salive et dont le bec peut-difficilement entamer la peau et introduire le principe virulent dans les blessures qu'ils font, semblent impropres à communiquer la rage.

» Les herbivores ne peuvent non plus inoculer la bave virulente, à cause de la disposition particulière de leur mâchoire et de la forme de leurs dents.

» Quant aux carnivores, rien n'est mieux démontré que la facilité avec laquelle l'absorption de leur bave développe cette maladie. »

CHAPITRE V.

Conditions nécessaires à la transmission de la rage.

N'y cherchez qu'une mauvaise copie de Rochoux, voyez :

M. Lecœur. — « Pour qu'un animal, quel qu'il soit, puisse subir l'inoculation rabique, il est de nécessité absolue que le virus soit introduit par une solution de continuité, il est indispensable que ce virus soit porté sur une partie du corps *dénudée* de son épiderme. »

Docteur Rochoux. — « Dans tous ces cas, nous voyons le virus arriver dans l'économie par une solution de continuité. Il semble aussi que ce soit la seule voie d'intromission ; il peut, en effet, être impunément déposé sur la peau découverte de son épiderme intact, et même se trouver en contact avec une membrane muqueuse non excoriée. »

M. Lecœur se demande si tous les individus mordus par des animaux enragés enragent nécessairement, et il se répond : « Je pense qu'il peut exister des constitu- » tions *réfractaires* à l'influence du virus rabique, » comme on en rencontre de *réfractaires* à diverses » autres inoculations virulentes. »

Je laisse passer ce mot *réfractaire*, qui n'est pas français dans le sens qui lui est donné par l'auteur, mais j'affirme que cette opinion, entachée d'une erreur évidente et dangereuse, ne pourra jamais se justifier.

Aussi l'auteur se borne-t-il à dire, *je pense*, sans donner la raison de son opinion. Chez certaines personnes, sans doute, les membranes muqueuses sont moins spongieuses et moins accessibles à certaines inoculations, et les poisons, donnés à doses égales, agissent fortement sur certains individus sans agir sur d'autres, à moins que la dose ne soit triplée ; mais la raison ne permet pas d'en conclure que la nature des uns soit inaccessible à des poisons mortels sur les autres. Il n'est personne qui soit, par sa constitution, à l'abri des effets du virus rabique *réellement inoculé*.

Mais il est vrai de dire que les blessures faites à travers les vêtements sont moins dangereuses que celles qui sont faites sur la peau nue, et qu'elles ne causent souvent aucun accident.

Docteur Bricheteau. — « Le virus rabique, arrêté par les vêtements, se perd parfois dans la laine de leurs tissus, sans que la dent essuyée de l'animal puisse le transmettre dans la blessure. »

D'autres causes encore peuvent s'opposer à l'inoculation du virus. Si la personne mordue est très grasse, si les parties mordues, comme l'abdomen, ou ces deux dèmi-globes parallèles entre lesquels s'aromatise le coxis, sont surchargées d'un fardeau de graisse mollasse ; si, en un mot, une couche de graisse interposée entre le tissu cutané et les chairs, remplit l'office du goudron dont on enduit les vaisseaux, il arrivera parfois que le virus rabique s'arrêtera à la peau, d'où un simple lavage l'expulsera facilement, et qu'il ne pourra traverser cette couche de graisse imperméable pour gagner *le cœur*, organe que la mort semble avoir choisi pour frapper ses derniers coups.

Voilà en quel sens il est possible de dire que certaines constitutions ne sont pas susceptibles de la rage.

CHAPITRE VI.

M. Lecœur a fait un chapitre sous le titre de : *Nature et siége de la rage*, dans lequel il oublie complètement son objet. Il ne nous dit pas si la rage est un empoisonnement ; si le virus rabique est une entité, quelle est sa nature. Il croit avoir tout dit en disant que c'est du sperme extravasé.

CHAPITRE VII.

Parlant des caractères de la rage, l'auteur conclut qu'elle ne laisse aucune lésion anatomique spéciale. Il méconnaît ainsi l'engorgement pulmonaire dont Trolliet a signalé la constante existence et l'altération visible appréciable à l'œil nu dans les qualités du sang, dont la totalité se trouve quelquefois dans les artères. Il le méconnaît et *n'a jamais vu une personne enragée*. D'après lui, la période d'incubation est chez l'homme de douze à quatorze jours et plus souvent de trente à quarante. J'aime mieux en croire Enaux et Chaussier, qui disent que l'incubation, dont la durée excède rarement huit ou neuf jours chez les animaux, peut aller jusqu'à trois mois chez l'homme. Cette opinion est conforme aux faits observés.

CHAPITRE VIII.

Dans le chapitre X, l'auteur a compilé trois traités de la rage, des docteurs Rochoux, Griselle et Watrin, et au lieu de suivre leur ordre méthodique, leur division, en trois ou quatre paragraphes, des causes de la rage, de ses symptômes, de son traitement, de l'anatomie pathologique, il a divisé en vingt chapitres subdivisés eux-mêmes, les parties pillées dans leurs ouvrages, dont la source se trouve ainsi déguisée.

Les prodromes de la rage durent de deux à six jours ; c'est la première période ; la deuxième période, rage confirmée, varie du troisième au cinquième jour ; la durée de la troisième période est de un à deux et même à cinq jours.

M. Lecœur la décrit dans un style à lui. « Le style, c'est l'homme, » a dit Buffon.

« On voit, dit-il, l'inspiration *être subitement arrê-* » *tée,* les yeux *deviennent* égarés. Une bave écumeuse » est rejetée par *des efforts violents et presque continus* » *d'expulsion,* qui, à mesure que l'on approche vers le » terme fatal, *devient incessante.* » *Des efforts* d'expulsion qui *devient incessante,* l'inspiration *qu'on voit être arrêtée !*

Je ne relèverai pas toutes ces fautes grossières, choquantes ; mais vous penserez comme moi que, pour oser écrire ainsi, il faut avoir *la rage d'écrire.* Là où vous ne trouverez pas ce mauvais style, vous *trouverez un plagiat* éhonté, dissimulé, sans pudeur. Jugez-en. Rochoux a écrit, en parlant des personnes atteintes de la rage :

« Il en est qui sont pris d'un satyriasis violent, et » Huller parle d'un enragé qui, en vingt-quatre heures, » se livra trente fois à l'acte du coït.

» Portal a vu des femmes atteintes d'une fureur uté- » rine portée au plus haut degré, et Magendie rapporte » le fait d'un sourd-muet de naissance, qui pendant les » accès entendait distinctement. »

M. Lecœur, page 32, écrit : « Il en est qui sont pris » d'un satyriasis violent, et Huller parle d'un enragé » qui, en vingt-quatre heures, se livra trente fois à l'acte » du coït. Portal a vu des femmes atteintes d'une fu- » reur utérine, » etc., comme ci-dessus. *Les grands esprits se rencontrent.*

CHAPITRE IX.

Traitement de la rage.

Le lecteur y verra, avec l'indication de l'omelette, « l'emploi du venin de la vipère qui, inoculé pur, tarit

» le principe de la vie, sans communiquer à la chair de
» l'animal qui succombe *de propriétés malfaisantes*, la
» rendant au contraire plus succulente et de *conserva-*
» *tion* plus facile. » Sans communiquer *de* propriétés
malfaisantes. Quel français! Rendre la chair *de conser-*
vation facile. (Style de cuisine.)

Quant au traitement prophylactique, M. Lecœur n'en
connaît qu'un, la cautérisation. Et moi aussi je n'en
connais pas d'autre. Voici en effet comment s'exprime la science :

« Le principal, pour ne pas dire l'unique agent de la
prophylactique dans la rage, est la cautérisation des
plaies. On peut la pratiquer par le feu ou par les médi-
caments appelés caustiques. Les anciens préféraient le
feu, auquel ils supposaient une force d'action spéciale
sur le virus hydrophobique ; mais, de nos jours, on pré-
fère le caustique liquide et diffusible.

» Quand le médecin peut choisir, il emploie le chlorhy-
drate d'antimoine liquide vulgairement appelé beurre
d'antimoine. » (Docteur Bricheteau.)

« De tous les procédés employés pour la destruction
du virus, deux seulement peuvent être employés avec
avantage : l'application du fer rouge ou l'usage de forts
caustiques. Quel que soit le mode de cautérisation qu'on
adopte, il faut détruire profondément tout ce qui a reçu
l'impression du virus rabique. » (Docteur Rochoux.)

Mais auparavant, dit M. Lecœur, on commencera par
laver largement avec de l'eau, du vin, du cidre et
même *de l'urine;* la plaie lavée, il faut la laisser saigner *largement*.

Saigner *largement*, laver *largement*, style pittoresque : gens mordus, laissez *l'urine à M. Lecœur*.

Parlerai-je de l'éverrage ? Ce qu'en dit M. Lecœur est
la reproduction de Magendie et de Ferrus. Ces savants
ont démontré que l'opinion d'après laquelle le virus rabique se concentrait sous la langue où il faisait naître
de petites pustules appelées *lysses*, est calquée sur une
fable empruntée à Pline par Ethmuller, où l'on suppose
qu'il existe sous la langue des chiens de petits vers
dont l'extraction faite à temps prévient le développement de la rage.

L'éverrage est à ranger à côté du remède prophylactique de M. Lecœur, la *castration des mâles*. La langue du chat et du chien ne contient pas plus de vers rabiques que les vaisseaux spermatiques.

CONCLUSION.

L'administration va-t-elle adopter les idées de M. Lecœur sur les causes de la rage et les moyens de la prévenir, supprimer les muselières des chiens, leur donner pleine liberté de mordre et d'éjaculer? Elle est trop éclairée pour le vouloir et trop sage pour dédaigner les leçons de l'expérience et de l'art médical. Si elle éprouvait quelque doute, qu'elle veuille bien lire ce passage du *Dictionnaire des Sciences médicales* :

« Personne n'a le pouvoir d'empêcher les chiens enragés de mordre ; mais une bonne police pourrait aisément parvenir à en diminuer le nombre et à arrêter promptement leurs ravages. Il lui suffirait pour cela de faire abattre sans autre motif tout chien trouvé errant et démuselé dans les rues. Et il faut bien le dire, puisque c'est là le seul moyen de prévenir des maux affreux, l'autorité se rend coupable partout où elle ne maintient pas rigoureusement toute l'année l'exécution des mesures qu'elle a coutume de prescrire lorsque des accidents déplorables lui apprennent qu'il y a des chiens enragés. »

Nous espérons que M. le préfet du Calvados ne voudra pas, sur des conseils aussi légers, exposer la population de son département aux dangers de la rage, en se bornant à prescrire la liberté absolue des chiens et de leurs cyniques copulations.

Nous sommes persuadé que la Faculté et l'Académie, que ces compagnies dont les sciences sont le but, ou *l'honneur* le lien, attendront d'autres épreuves avant de *prononcer*, sur la foi du livre de M. Lecœur, les paroles sacramentelles du docteur Sganarelle :

Bene, bene, bene, bene responderé,
Dignus, dignus, dignus intrare
In nostro.....

Dr RAGEMORTE

Paris Imprimerie de Dubuisson et Cᵉ, rue Coq-Héron, 5

LES

BIBLIOTHÈQUES

COMMUNALES

AU POINT DE VUE DE L'INTÉRÊT SOCIAL

PAR

SIMÉON PÉCONTAL

CHEVALIER DE LA LÉGION D'HONNEUR
SOUS-BIBLIOTHÉCAIRE ADJOINT DU CORPS LÉGISLATIF

DEUXIÈME ÉDITION

Prix : 50 centimes

PARIS

E. DENTU, LIBRAIRE-ÉDITEUR

PALAIS-ROYAL, 17 ET 19, GALERIE D'ORLÉANS

1868

LES
BIBLIOTHÈQUES COMMUNALES

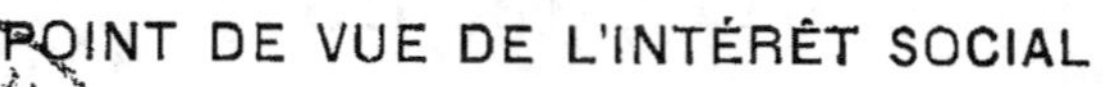

AU POINT DE VUE DE L'INTÉRÊT SOCIAL

———

Couvrir la France de réseaux de fer et de fils électriques, creuser des canaux, couper des isthmes, voilà, sans contredit, des choses grandes et dignes du siècle où nous vivons. Mais l'homme appartient au monde moral et intellectuel aussi bien qu'au monde de la matière. Il ne peut l'oublier sans déchoir, et l'abaissement des peuples suit de près l'injure qu'ils se font à eux-mêmes et le préjudice qu'ils se portent en négligeant les intérêts moraux, pour ne se préoccuper que des intérêts du commerce et de l'industrie.

C'est ce qui m'engage à appeler de nouveau l'attention du public sur un projet dont les résultats seraient plus précieux pour l'avenir du pays que l'exploitation de tous nos chemins de fer, puisqu'il est destiné à opérer dans les masses une régénération qui devient chaque jour plus nécessaire et plus urgente. Je veux parler de l'établissement des Bibliothèques communales, complément indispensable de notre système d'instruction publique. J'ai aujourd'hui à présenter sur cette question, objet depuis longtemps de mes méditations les plus sérieuses, une solution nouvelle qui, peut-être, ne passera pas inaperçue.

Qu'il me soit permis d'entrer en matière par un fait ethnologique assurément très-curieux.

Il existe dans l'île de Sumatra un peuple d'environ deux millions d'âmes. C'est le peuple des Battas. Il est civilisé ; un code de lois remarquable le régit depuis des siècles ; il a des assemblées délibérantes

auxquelles ne manquent pas les orateurs; il possède au plus haut degré le sentiment de l'honneur et attache une grande importance à l'instruction élémentaire. Tout le monde, chez les Battas, sait lire et écrire, et pourtant ce peuple est anthropophage; la loi même l'autorise à manger les hommes condamnés à la peine capitale.

Ce fait a une signification que chacun saisira. Il ne suffit donc pas d'apprendre à l'enfant à lire, à écrire et à chiffrer pour développer la moralité dans le cœur de l'homme! La statistique nous offre à ce sujet un enseignement triste, mais précieux. Elle prouve que si le nombre des crimes proprement dits diminue d'année en année, le nombre des crimes contre la moralité publique, ou des délits, comme on les appelle, a augmenté dans une proportion effrayante depuis que la France a multiplié ses écoles; que les naissances illégitimes suivent une marche toujours croissante, et que les départements les plus moraux sont ceux précisément où l'instruction publique a fait les progrès les moins rapides.

Un homme parfaitement placé pour se former une opinion exacte sur ces graves questions, un ancien inspecteur des prisons, M. Moreau-Christophe, a constaté que, dans les maisons de détention des départements et dans celles de Paris, « les plus effrontés coquins, les individus les plus corrompus et les moins susceptibles d'amendement sont toujours ceux qui ont aiguisé dans les écoles l'instrument de leur intelligence. »

Je pourrais citer beaucoup de faits, beaucoup de chiffres, beaucoup d'autorités à l'appui de ces humiliantes observations. Loin de moi, cependant, la pensée d'en tirer aucune conclusion contre l'instruction elle-même. On ne maudit pas le feu parce qu'il brûle, ni le fleuve parce qu'il déborde. L'instruction doit devenir un arbre de vie pour les sociétés civilisées, et le but de l'homme en ce monde est de s'améliorer par le développement de ses facultés intellectuelles. Si l'instruction, telle qu'on la donne dans nos écoles, produit des résultats fâcheux, c'est donc qu'elle est mauvaise, ou, en d'autres termes, incomplète et insuffisante. La loi de 1833, qui l'a organisée, a oublié d'y ajouter l'élément moral, le ferment purificateur.

Il importe de sortir au plus tôt de la voie dangereuse où nous sommes engagés, de moraliser la science et de donner pour base à l'enseignement le sentiment du devoir, d'autant plus indispensable que l'instruction est plus superficielle. Mais on méconnaîtrait le but et les bienfaits de l'instruction si on la limitait à l'époque de la vie où finit l'adolescence. C'est, au contraire, à ce moment critique où la raison s'ouvre sur le monde qu'elle ignorait encore, où la pensée bouillonne, où la passion produit ses mirages trompeurs, qu'il est nécessaire de présenter à la jeunesse un aliment dont l'assimilation ait pour résultat la santé morale des générations. Au sortir de cette période d'effervescence et de transition, le besoin d'instruction devient spontané et ne nous quitte plus qu'au seuil de la tombe. Or, ce besoin d'apprendre et de savoir, suivant la manière dont il est satisfait, est pour le peuple un puissant élément de progrès et de perfectionnement, ou une cause de dissolution et de ruine.

C'est ce que l'on avait parfaitement compris il y a une vingtaine d'années, quand des hommes de bien, désireux de hâter la régénération morale, conçurent le projet de fonder des bibliothèques communales. Une telle création, opérée dans des conditions convenables, aurait assurément exercé sur le pays une salutaire influence, et prévenu l'invasion des idées socialistes. Malheureusement, toutes les tentatives faites alors et depuis ont échoué.

On a voulu composer ces bibliothèques de livres isolés, de traités spéciaux, de manuels, sans prendre garde que ces traités et ces manuels sont ordinairement trop courts pour les gens de la spécialité, et toujours trop longs, en raison de leur aridité, pour ceux qui n'ont pas à les lire un intérêt particulier. Aucun lien ne les rattachant les uns aux autres, ils s'éparpillent avec une désolante facilité, outre que, vu leur petit format, ils ne présentent aucune garantie de durée. Ne pouvant d'ailleurs faire corps, leur groupement mesquin ne saurait inspirer cette espèce de respect qu'on éprouve à la vue des collections de livres.

Il me paraît évident encore que, par leur composition même, de telles bibliothèques ne répondraient que très-imparfaitement aux besoins du public. Qu'on les composât de cinquante, de cent traités et plus encore, on n'aurait remué que quelques gouttes d'eau dans l'océan de la science. La dépense deviendrait énorme, et les communes ne profiteraient que d'une manière insensible des sacrifices qu'on se serait imposés pour elles, ou qu'on leur aurait imposés à elles-mêmes.

Comment, d'ailleurs, ferait-on les traités et les livres spéciaux dont

on se proposerait de doter nos populations rurales ? Quels sujets choi-
sirait-on ? A qui ce choix serait-il confié ? Qui prononcerait sur le mérite des manuscrits ? Et si ce jugement préliminaire était une condition
indispensable de la création des bibliothèques, quel homme d'un talent
réel oserait l'affronter après l'expérience acquise de la partialité dont,
chaque année, des aéropages du même genre donnent de si tristes
exemples ? Ce comité omnipotent, ce tribunal littéraire ne serait pas
lui-même aussi facile à composer qu'on se l'imaginerait peut-être au
premier moment. Je doute, pour ma part, qu'il pùt jamais fonctionner
d'une manière satisfaisante et fructueuse. Si l'on y faisait dominer
l'élément qu'on appelle rationaliste, on soulèverait le clergé et avec lui
tous les hommes qui regardent la prospérité de la France comme atta-
chée à la vérité chrétienne. Si, au contraire, on laissait au clergé la
haute main, le parti rationaliste repousserait les bibliothèques communales et les ferait tomber en discrédit.

Érigerait-on en système l'esprit de conciliation ? Hélas ! sur le ter-
rain de la littérature et de la philosophie, de la science et de la théo-
logie, de l'économie politique et de la politique elle-même, la conciliation est une chimère et l'entente cordiale, une utopie. Deux épées
peuvent se croiser sans exclure l'amitié à venir et la sympathie du
lendemain ; mais entre deux opinions, entre deux systèmes, entre deux
doctrines tout rapprochement est impossible. Si vous vous adressiez à
des hommes éminents dans la science, il se trouverait que chacun d'eux
tient, avec une invincible ténacité, à la manière de voir qui lui est
particulière. Avec le désir de tout concilier, vous vous heurteriez à
chaque pas contre des difficultés nouvelles, et si, à force de patience,
vous triomphiez des obstacles les plus apparents, vous n'auriez réussi
qu'à produire des ouvrages savants ou ingénieux, mais hors de la
portée du vulgaire. Vous auriez engendré le chaos.

L'idée des Bibliothèques communales n'en est pas moins d'un grand
prix aux yeux de ceux qui voient avec frayeur le flot toujours montant
de la démoralisation et des idées anti-sociales. Le haut clergé lui-
même s'en est vivement préoccupé ; mais le clergé, en matière d'instruction et d'enseignement, ne se fie qu'à lui-même. Il a donc pensé à
établir dans chaque canton une bibliothèque qui se trouvera naturelle-
ment placée sous la direction du curé. S'il ne s'agissait que du choix
des livres et de l'unité du point de vue, la question serait bientôt réso-

lue; mais les difficultés matérielles sont nombreuses. Le clergé, ne disposant pas des ressources nécessaires, est obligé de recourir aux souscriptions volontaires, et je serais étonné qu'elles devinssent assez abondantes pour lui permettre de réaliser son plan sur une large échelle.

La création des Bibliothèques communales est-elle donc un problème insoluble? J'en étais arrivé moi-même, ou peu s'en faut, à cette triste conclusion après avoir étudié tous les plans proposés; mais, ne pouvant me résoudre à abandonner les espérances brillantes qu'avait fait concevoir ce projet, j'ai dû rechercher s'il n'existait pas un moyen de tourner la difficulté.

Pénétrant au cœur même de la question, je demeurai bientôt convaincu que les livres au moyen desquels on peut atteindre le but proposé, doivent former, dans leur ensemble, une collection *essentiellement* encyclopédique. On ne saurait, en effet, imposer à personne l'étude de telle ou telle branche des connaissances humaines, car il en est des aptitudes comme des traits du visage, elles varient d'individu à individu, et on ne trouverait pas sur la terre deux hommes doués des mêmes facultés.

Là, comme partout, éclate la sagesse de Celui qui a créé les mondes et leurs habitants, car la civilisation découle précisément de cette infinie variété qui force les hommes à poursuivre le progrès dans toutes ses voies et sous toutes ses formes.

Les Bibliothèques communales, pour porter véritablement leurs fruits, doivent donc s'adresser à la fois à toutes les intelligences, c'est-à-dire embrasser toutes les branches du savoir humain. Je ne crois pas qu'il soit possible de contester sérieusement ce principe fondamental et basé sur l'organisation même de l'homme.

La Bibliothèque communale ainsi conçue, il ne se présentait que deux moyens pour la réaliser. J'ai déjà démontré les difficultés insurmontables du premier, consistant à la composer d'ouvrages isolés, de traités spéciaux, et j'insiste, en ajoutant qu'une Bibliothèque organisée de la sorte demeurerait toujours incomplète, par la double raison qu'on ne parviendrait jamais à la composer d'autant de traités qu'il existe de branches diverses dans la science, et que les traités s'égarant, se perdant et se détériorant en passant de mains en mains, devraient être fréquemment remplacés, de sorte que la collection entraînerait des frais continuels, et, si on voulait la rendre complète, acquerrait des proportions incompatibles avec les ressources des communes.

Le second moyen consisterait à former la Bibliothèque tout d'une pièce, ou, en d'autres termes, à la composer d'une *Encyclopédie* résumant avec méthode et logique, dans un vaste cadre, la masse imposante de nos connaissances. Là gît la véritable solution de la question, et, je n'hésite pas à le déclarer, la seule solution possible.

On reconnaîtra même, pour peu qu'on y réfléchisse, que l'opinion publique s'est depuis longtemps prononcée dans le même sens, nonseulement en France, mais encore en Allemagne et en Angleterre. Si l'on a vu se répandre dans ces contrées, plus de vingt Encyclopédies, dont une, entre autres, chez nos voisins d'outre-Rhin, s'est répandue à plus de 100,000 exemplaires, n'en faut-il pas conclure que les Encyclopédies sont, à notre époque, les ouvrages les plus propres à faire descendre l'instruction dans les masses?

Si ces faits ne parlaient pas assez haut, le simple raisonnement nous conduirait aux mêmes conclusions, comme il y avait conduit Diderot et d'Alembert qui, pour ébranler l'ancien édifice social, comprirent, avec une sagacité profonde, que la forme la plus populaire sous laquelle ils pussent produire leurs idées était celle d'une Encyclopédie. S'étaient-ils trompés? L'histoire est là pour nous répondre.

Les livres spéciaux sont très-difficilement abordés par les lecteurs. Ils désireraient, la plupart du temps, s'éclairer sur un fait particulier; mais, pour trouver ce fait, ils se voient condamnés à feuilleter, à parcourir tout un volume, sans être certains de découvrir l'objet de leurs recherches. Avec une Encyclopédie, au contraire, on tombe du premier coup sur le renseignement demandé, formant le sujet d'un article dont les limites n'ont rien d'effrayant, et où la question est complétement résumée dans un style clair et concis. L'Encyclopédie est donc, par sa nature, essentiellement pratique, et, dès lors, essentiellement populaire. Elle exclut toute prétention, toute amphibologie, tout raisonnement parasite. L'écrivain s'y efface malgré lui pour laisser la parole à l'instituteur chargé d'occuper une chaire dans cette immense école qui ne se propose rien moins qu'un enseignement universel, basé sur des principes dont tous les collaborateurs doivent s'inspirer. L'unité de vues et la communauté d'idées donnent de la sorte une valeur plus grande à tous les détails de cette vaste composition, et c'est là un avantage énorme qu'il serait impossible d'obtenir en composant les Bibliothèques de traités isolés, où chaque auteur, maître absolu de son sujet, ferait invinciblement prédominer ses opinions personnelles.

L'unité pratique d'une bonne encyclopédie ne saurait donc être réellement l'objet d'un doute. C'est pour la rendre en quelque sorte palpable que les lignes suivantes ont été écrites :

« Figurez-vous un homme environné d'oracles qu'il peut consulter à chaque instant sur ce qu'il a intérêt de connaître, de savoir ou d'éclaircir. Un nom, une date, un objet matériel, un être organisé, végétal ou animal ; une question historique, une loi, un art, une industrie, une invention , une découverte, une question de science naturelle , de dogme, de morale, de politique ; cet homme interroge des yeux et reçoit à l'instant la réponse : c'est qu'il a, pour ainsi dire, à ses ordres une intelligence universelle, toujours prête à résoudre les difficultés qui l'embarrassent. Or, une Encyclopédie par ordre alphabétique peut seule rendre ces services de tous les moments. Elle instruit toujours, sans jamais fatiguer, parce qu'elle ne donne que la notion utile qu'on lui demande, sans égarer l'esprit dans des détails trop secondaires. »

Ces paroles sont l'expression saisissante de la vérité. Elles font bien comprendre tous les avantages qu'on peut retirer d'une Encyclopédie pour la diffusion des lumières et le perfectionnement de l'instruction publique ; ceux qu'un homme désireux de compléter son éducation peut en attendre pour lui-même, et ceux, enfin, qu'elle prodigue aux personnes du monde qui ont besoin à chaque instant d'éclaircir des points demeurés obscurs dans leurs lectures ou dans leurs conversations.

Il m'a été permis de juger par moi-même des avantages qu'une commune peut retirer d'un ouvrage de ce genre.

Je me trouvais récemment dans le département où je suis né, et j'allai visiter, dans une localité voisine, un homme non moins recommandable par l'élévation de son caractère que respectable par ses bonnes aspirations. Cet homme d'élite, après avoir fait déposer à la mairie de sa commune un exemplaire de *l'Encyclopédie du XIXe siècle*, avait dit aux habitants : « Mes amis, une petite somme m'a donné la science infuse ; je vous offre des consultations gratuites sur toutes les choses qui peuvent vous intéresser. »

Une heure fut indiquée pour chaque dimanche, et l'espoir de

l'homme de bien ne fut pas déçu. Les demandeurs de conseils accoururent. A partir de ce jour, les procès sont devenus très-rares dans la commune ; l'agriculture a été améliorée, car cette Encyclopédie fait connaître les meilleurs procédés, les perfectionnements de toute nature ; ce qui a rapport aux engrais, aux instruments agricoles, etc. Les paysans ont appris, à l'aide du texte et des gravures, à reconnaître les qualités laitières de la vache ; les meilleures conditions d'hygiène pour les hommes et pour les bestiaux, pour les maisons et pour les étables ; les symptômes précurseurs des maladies et le régime à suivre avant l'arrivée du médecin ou du vétérinaire, ou même pendant toute la durée du mal. Des préjugés funestes ont disparu, des procédés économiques et des recettes utiles ont été popularisés ; la commune, en un mot, a reçu de nouveaux éléments de prospérité et de moralité.

Il n'est pas, en France, une commune qui n'eût à attendre de pareils bienfaits d'une bonne Encyclopédie. Dans les communes même qui sont le plus arriérées, il se rencontrerait toujours, sans compter le curé et l'instituteur, quelques hommes capables de faire servir un tel ouvrage au bien de leurs concitoyens.

Après tout ce qui vient d'être dit, il me parait inutile de chercher de nouveaux arguments pour établir ce fait, désormais incontestable, qu'une *Encyclopédie doit servir de base aux Bibliothèques communales*, qui pourront ensuite s'enrichir successivement de livres spéciaux, appropriés aux besoins particuliers des diverses localités. L'exécution d'un tel ouvrage rencontrera, il est vrai, plus d'un obstacle, je ne saurais me le dissimuler. De regrettables collisions d'opinions pourront éclater autour de son berceau, car il sera nécessaire de réclamer le concours de nos cinq académies, et d'une multitude d'hommes éminents dans la science et dans la littérature. Cette Encyclopédie, pour obtenir les sympathies du clergé, aura, en outre, à se préoccuper du soin, toujours délicat, d'échapper à la sévérité de la Préfecture de l'Index, qui n'hésite jamais, sur une simple proposition hasardée, à faire peser son interdit, même sur des ouvrages écrits par des hommes dévoués à la cour de Rome. Mais avec un bon comité de directeurs spéciaux, réunis dans une pensée commune, toutes les difficultés pourront être surmontées. Il restera, malheureusement, la question de temps, qui est à mes yeux la plus sérieuse, car, au milieu de l'anarchie des idées, il importe de donner au plus tôt à la société les éléments d'instruction et de moralisation qui lui manquent. Or, la création d'une œuvre Encyclopédique appropriée aux besoins de nos populations ne demandera pas moins de douze ou quinze années.

Préoccupé avec raison d'un retard si préjudiciable, j'ai été conduit à rechercher, parmi les six Encyclopédies publiées en France depuis quarante ans, s'il n'en existerait pas une qui pût remplir le but qu'on se propose. Je me suis livré à cet examen sans idées préconçues, et, j'ai le regret de le dire, il n'a été nullement satisfaisant. Une rapide appréciation de ces ouvrages suffira pour motiver mon opinion.

L'*Encyclopédie Nouvelle*, qui s'appela d'abord *Encyclopédie Pittoresque*, fut fondée en 1832. Dirigée par MM. Pierre Leroux et J. Reynaud, avec un talent parfois très-élevé, cette Encyclopédie semblait s'être proposé de détruire le christianisme, pour lui substituer une religion nouvelle. Elle s'est arrêté en 1847, sans avoir pu fournir la moitié de sa carrière.

Le *Dictionnaire de la Conversation*, fondé en 1833 et terminé en 1846, publia, vers 1854, une deuxième édition. Il a trop souvent sacrifié l'utile à l'agréable, en s'attachant à la surface des choses. La biographie des hommes vivants y absorbe, très-mal à propos, une place énorme, et les gravures y manquent absolument, ce qui, vu les progrès accomplis dans diverses branches de la science, est un défaut capital et irrémissible, pour une œuvre encyclopédique.

L'*Encyclopédie Catholique*, compilation indigeste, exécutée par des mains inhabiles, n'était plus, il y a vingt ans, à la hauteur de la science, lorsqu'elle cessa d'exister.

L'*Encyclopédie Moderne*, dont l'origine remonte à 1825, a été conçue, comme l'*Encyclopédie Nouvelle*, dans des idées hostiles aux doctrines catholiques. Elle est restée fort incomplète, malgré les dix volumes supplémentaires qu'on y a ajoutés, voici quatorze ans. Une foule d'articles importants n'y figurent pas et la biographie en a été complètement exclue. En outre, on n'y trouve pas de gravures dans le texte, et son caractère trop menu est très-fatigant pour la vue.

L'*Encyclopédie des gens du monde*, dirigée par un protestant fort érudit, M. Schnitzler, est un ouvrage sérieusement fait, dont on ne saurait méconnaître la valeur au point de vue scientifique et bibliographique; mais restreinte à vingt-deux volumes et dépourvue de gravures, elle a disparu en même temps que l'*Encyclopédie Catholique*.

L'*Encyclopédie du XIXe siècle*, répertoire *universel des sciences, des lettres et des arts*, qui est la plus récente de nos encyclopédies, s'est mise, dès son apparition, fort au dessus de ses devancières. Elle est de beaucoup la plus complète et la mieux coordonnée ; en outre, elle est la seule qui ait parsemé son texte d'une foule de gravures destinées à donner une parfaite idée de la zoologie, de la botanique, de la mécanique, de l'astronomie, de l'architecture, etc. Ajoutons, et ce fait a bien son importance, qu'elle est, au point de vue typographique, celle dont on peut avec le plus de facilité se permettre la lecture, quand on n'a plus ses yeux de vingt ans.

Les qualités éminentes de cette Encyclopédie et l'impression qu'avaient produite sur moi les services qu'elle avait rendus dans une commune de mon département me firent d'abord concevoir l'espérance qu'on pourrait trouver en elle la Bibliothèque communale tant rêvée. Mais un examen plus attentif m'a convaincu que, malgré tout son mérite, elle ne saurait remplir le but qu'on se propose. Terminée sous l'Empire, elle a été rédigée en grande partie sous la royauté et sous la république, ce qui a produit une bigarrure fâcheuse dans l'ensemble de ses 55 volumes. De plus, elle est antérieure aux changements nombreux qui se sont opérés durant ces dernières années, dans notre organisation politique, administrative, financière ; en un mot, elle a vieilli, et bientôt elle cessera d'être l'expression de la science à notre époque. Elle ne peut donc tenir lieu d'une bibliothèque ayant essentiellement pour but de faire connaître les institutions qui régissent aujourd'hui la France, et de signaler les inventions, les découvertes et les progrès de tout genre, récemment accomplis dans les diverses spécialités.

La création d'une nouvelle Encyclopédie, qu'on pourrait appeler *Encyclopédie nationale*, est ainsi une nécessité dont il est impossible de se dégager. Les difficultés d'exécution que j'ai dû signaler s'amoindriraient considérablement, ou même s'évanouiraient devant l'adhésion hautement manifestée de tous les hommes dévoués au véritable progrès social, et devant le concours des notabilités scientifiques, qui, assurément, ne feraient pas défaut à une si grande et si louable entreprise.

CONCLUSION

Ce qu'on vient de lire, nous l'écrivions en 1860, il y a huit ans, dans la première édition de cette brochure, laquelle se terminait par un appel à tous les hommes de bonne volonté qui ont à cœur de concourir à la diffusion des lumières. Des adhésions nombreuses nous sont parvenues ; mais l'*Encyclopédie nationale*, dont nous avions démontré la nécessité, n'a pu être fondée. Les moyens d'exécution ont fait défaut, parce que le vrai dévouement a manqué pour réaliser une œuvre qui devait exercer une heureuse influence sur le développement intellectuel et moral du pays.

Pendant que cette combinaison, conçue dans un intérêt de bonne et saine propagande, trompait les espérances les plus légitimes et les plus généreuses, deux grandes publications encyclopédiques ont été coup sur coup annoncées. On pouvait les croire appelées, l'une et l'autre, à suppléer notre *Encyclopédie nationale*. Dès lors, nous avons dû suivre leurs développements avec un vif intérêt, et voici quel a été le résultat de nos investigations :

§

La première de ces deux publications s'est produite sous ce titre : GRAND DICTIONNAIRE UNIVERSEL *du XIXe siècle*. Elle devait se publier en 100 livraisons, chacune du prix de 1 fr. La première paraissait avec l'année 1864. Le Prospectus annonçait que l'ouvrage serait terminé en deux ans. Pour ne laisser subsister aucun doute à cet égard, l'éditeur ajoutait :

« Tout le manuscrit est à l'imprimerie jusqu'au dernier mot de la lettre *z;* par conséquent, quelque éventualité qui puisse se produire, le DICTIONNAIRE arrivera à son terme sans une heure de retard. Tout a été organisé, tout a été prévu, et s'il est une œuvre qui ait jamais présenté toutes les garanties possibles, c'est le GRAND DICTIONNAIRE UNIVERSEL. »

A l'expiration des deux années qui devaient suffire à publier l'ouvrage, *sans une heure de retard,* 40 livraisons seulement avaient paru. En juin 1868, à sa cinquième année, ce nombre ne dépassait pas 84. Ce retard de trois ans pourrait s'excuser, si l'œuvre touchait à son terme ; mais, loin d'avoir bientôt épuisé la série des lettres de l'alphabet, l'éditeur n'est parvenu qu'au milieu du C. Il en est résulté pour lui cette nécessité d'augmenter le prix de l'œuvre, fixé d'abord à 100 fr., puis porté successivement à 300 fr. Et nul ne peut savoir à quel chiffre il s'arrêtera, car ses dernières annonces se terminent ainsi :

Prix de la Souscription, à forfait : 300 fr. (Incessamment, 500 fr.)

Cela veut dire qu'il y aura au moins 500 livraisons. Or, si pour en publier 84, il a fallu plus de quatre ans, bien que *tout le manuscrit fût déposé à l'imprimerie,* combien faudra-t-il d'années pour produire les 416 livraisons qui doivent compléter cette œuvre incommensurable?

Il a donc fallu renoncer à l'espoir que nous avait donné le *Diction-naire universel.* Son prix le rend inabordable à une partie considérable du public studieux, et on lui reproche, en outre, avec l'absence de gravures, d'avoir fait usage de caractères si fins, nous dirions presque microscopiques, que la lecture en est fatigante pour tous les yeux, et impossible pour beaucoup.

§

La seconde des deux grandes publications prenait ce titre : *Encyclo-pédie du XIXe siècle.* C'était un projet des plus grandioses, qu'on disait conçu dans l'intérêt des idées saint-simoniennes. Des hommes d'une rare intelligence et d'un prodigieux savoir entreprenaient, sous le patronage de puissants capitalistes, MM. Péreire, d'élaborer une très-vaste encyclopédie. Les travaux avaient été inaugurés avec la plus grande ardeur; aucun doute ne s'élevait sur le succès réservé à une pareille entreprise, et, cependant, elle a misérablement avorté, après d'énormes dépenses, sans avoir produit un seul volume. Tous les efforts ont été paralysés par la divergence radicale, et en quelque sorte *Babélique*, des directeurs et des collaborateurs.

C'est que, de nos jours, il est devenu bien difficile de réunir les éléments d'une nouvelle Encyclopédie. L'unité d'idées manquant aux uns fait crouler leur projet comme un château de cartes; les autres sont forcés d'y renoncer, faute de pouvoir disposer de ressources suffisantes. Ce dernier cas a été le nôtre, et nous ne songions plus à notre *Encyclopédie nationale*, lorsque nous avons été inopinément amené à cette conviction que, dès à présent, elle pouvait être remplacée dans les bibliothèques populaires.

§

En effet, tandis que se préparait avec pompe la nouvelle encyclopédie qui devait partout répandre les lumières, et qui n'a pu voir le jour, celle que nous avions repoussée, il y a huit ans, comme ses devancières, l'*Encyclopédie du XIXe siècle*, se transformait sans bruit et dans les meilleures conditions. Elle faisait disparaître, dans une troisième édition, les défauts que nous lui reprochions en 1860. En même temps, elle maintenait son titre, qu'une autre encyclopédie avait cru pouvoir s'approprier, comme nous l'avons dit tout à l'heure, sans que rien pût expliquer une semblable prétention, si ce n'est l'excellence même d'un titre si parfaitement approprié à un ouvrage de ce genre, se publiant à notre époque.

L'*Encyclopédie du XIXe siècle* a maintenant sa place marquée dans les bibliothèques publiques, où, incessamment consultée, elle doit mettre à la portée de tous les trésors de la science. La plupart de ses articles ayant été refondus, ou modifiés et rajeunis, elle présente le tableau le plus fidèle de tout ce qui s'est fait jusqu'en 1867. Il y a plus : les Directeurs de cette grande publication ont voulu l'empêcher de vieillir désormais, en la tenant constamment à jour. A cet effet, ils lui ont donné, pour complément, une véritable encyclopédie contemporaine qui, sous le titre d'*Annuaire encyclopédique*, rend compte chaque année du mouvement universel de l'activité humaine. En le parcourant avec attention, nous en avons trouvé le plan aussi simple qu'ingénieux.

Disposer toutes les matières suivant l'ordre alphabétique pour la facilité des recherches, et retracer, dans des articles généraux, des vues d'ensemble pour donner à l'esprit un point de repère, au milieu des innombrables détails disséminés dans la série alphabétique; telle est l'économie de ce vaste recueil. C'est ainsi, par exemple, que l'article *Politique générale* y domine les études spéciales consacrées à l'histoire annuelle de chacun des États du globe auxquels il renvoie pour certains développements et pour les détails propres à tel ou tel pays en particulier.

§

L'idée d'un livre, destiné à compléter incessamment une Encyclopédie remarquable à tant de titres, est éminemment heureuse et féconde. Il est donc fort à désirer que les hommes qui, comme nous, ont à cœur de voir s'organiser les Bibliothèques communales sur une large échelle, puissent concerter leurs efforts pour y faire figurer l'*Encyclopédie du XIXe siècle* avec son *Annuaire*, c'est-à-dire l'ensemble de toutes les connaissances acquises dans les siècles antérieurs, avec les développements qu'elles reçoivent d'année en année. Les fondateurs de ces deux ouvrages accorderaient sans doute des conditions extrêmement favorables, si on traitait avec eux pour plusieurs milliers d'exemplaires.

Quant aux communes complétement dépourvues de ressources, il faudrait du moins leur assurer l'*Annuaire encyclopédique*. Les sept tomes publiés renferment la série des faits, des événements et des découvertes depuis 1860 jusqu'en 1868. Toute l'histoire politique, économique, industrielle, scientifique et littéraire de la France et des autres pays, y est exposée par les écrivains les plus compétents, et il serait véritablement impossible de doter les Bibliothèques populaires d'un recueil plus approprié à leur nature. Le public semble l'avoir compris, s'il est vrai, comme on l'assure, que déjà deux mille collections de l'*Annuaire* se soient écoulées dans la seule classe des instituteurs.

Mais, nous ne saurions trop le répéter, on n'édifiera jamais de Bibliothèques avec des livres isolés qui ne seront pas groupés autour d'une base solide. Pour avoir chance de durée, l'édifice doit indispensablement s'appuyer sur quelque grande publication encyclopédique, présentant un caractère d'universalité. Une bonne encyclopédie sera donc toujours la pierre angulaire de toute bibliothèque qui aura été conçue pour répondre aux vœux et aux besoins du public.

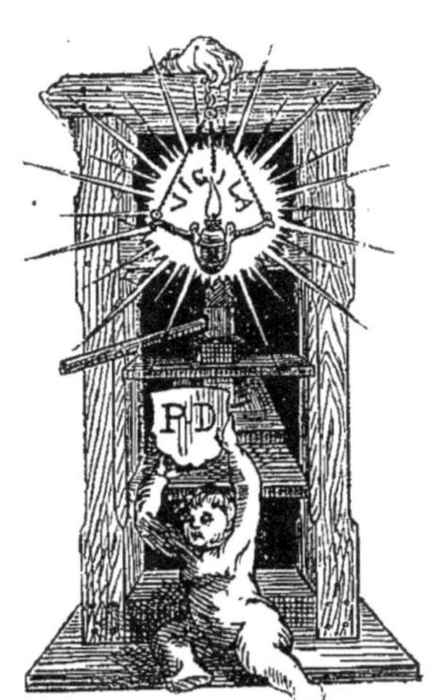

IMP. L. POUPART-DAVYL
Rue du Bac. 30.